Wolfgang Wirth – **Naturheilkunde für Tiere**

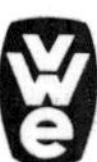

Wolfgang Wirth

Naturheilkunde für Tiere

ENNSTHALER VERLAG, A-4400 STEYR

3. Auflage 2004

www.ennsthaler.at

ISBN: 3-85068-413-X

Wolfgang Wirth – Naturheilkunde für Tiere

Ennsthaler Gesellschaft m.b.H. & Co KG, 4400 Steyr, Österreich

Inhalt

Zum Geleit

Mit der Schöpfungsgeschichte sind dem Menschen als Begleiter, als Helfer und zur Nutzung Tiere zugestellt worden. In der Wildnis muß sich der Mensch oftmals mit Tieren auseinandersetzen. Auch die Tierwelt ist in gut und böse eingeteilt, in nützliche Tiere, in Wesen, die die Nähe des Menschen in Treue und Freundschaft suchen, in Tiere, die die Schönheit der Natur vertreten, wie die Singvögel und Schmetterlinge und auf der anderen Seite in Ungeziefer, das die Menschheit mit Krankheiten und Seuchen überzieht. Die Schöpfung gibt uns auf, unseren eigenen Individuationsprozeß zu bestehen, indem wir zwischen gut und böse unterscheiden lernen. Wir sollen aber auch die heilige Gabe des Lebens in der anderen Lebensart sehen, wie sie uns in der Welt der Tiere, wie sie uns also in der Natur begegnet.

In der heutigen Zeit sind viele Tierarten durch unvernünftiges Verdrängungsverhalten der menschlichen Gesellschaft in ihrer Existenz bedroht. Das ökologische Gleichgewicht ist in größter Gefahr! Tierarten, mit denen wir in Gemeinschaft leben, sei es in der Landwirtschaft, im Sport oder in der häuslichen Gemeinschaft, leiden unter denselben Zivilisationsschäden wie die Menschen selbst.

Die Naturheilkunde ist aufgerufen, die Erkenntnisse einer modernen ganzheitlichen Medizin und die Erfahrungen aus Arzneibotanik und Volksmedizin bei unseren vierbeinigen Freunden und anderen Wesen der nutzbaren Tierwelt anzuwenden. Die Entfaltung und Annahme naturheilkundlicher Verfahren durch die menschliche Gesellschaft bringt auch für die Veterinärmedizin einen guten Ausgangspunkt. Hierbei kann man auf bewährte Erfahrungen der medizinischen Erkenntnisse der Mönche zurückgreifen. Eine der eindruckvollsten Gestalten der Weltgeschichte, der Heilige Franz von Assisi, hat uns viele Erfahrungen im Umgang mit Tieren hinterlassen, die uns auch heute noch weiterhelfen können.

Wenn die alte Zeit über ihn sagte, er habe die Sprache der Tiere verstanden und mit ihnen geredet, so klingt das phantastisch, ist aber absolut wahr, wenn wir dafür den Begriff einer modernen Verhaltungsforschung setzen. Der Begründer des Franziskanertums, das die Kulturgeschichte so unendlich gut beeinflußt hat, war seiner Zeit voraus; er ist auch unserer Zeit weit voraus. Wir sollten uns in unserem Umgang mit der Natur mehr auf ihn besinnen.

Er ist es auch, der uns bewußt gemacht hat, wie sehr die frühe Menschheit vom Verhalten der Tiere im Krankheitsfall und ihrem behutsamen Gebrauch der Heilpflanzen gelernt hat.

Wolfgang Wirth

Tiere als Naturheilkundige?

Wenn man in die frühe Geschichte der Menschheit zurückblickt, wird deutlich, daß die Anfänge in der Heilungssuche durch die menschliche Gesellschaft ihre Wurzeln in der Beobachtung der Tierwelt, dem Verhalten kranker Tiere hat. Tatsächlich haben unsere ersten Vorfahren, wie dann auch später die Einsiedler mit ihrer ganzheitlichen Naturerkenntnis und vor allem die Kräutermönche ihre allerersten Erkenntnisse aus dem Verhalten der Tiere gewonnen. Hierfür einige Beispiele: Eine wunde Gemse wälzt sich auf einer Bergwiese in Arnikapflanzen, Bären nehmen im Frühjahr bevorzugt Bärlauchkraut auf, weil sie damit ihr Immunsystem stärken, verletzte Schafe bevorzugen Schafgarbe – schon viele Namen der Heilkräuter entsprechen typischen Beobachtungsvorgängen. Kühe, die an Gliederschmerzen leiden, legen sich in Hahnenfuß; bekannt ist allgemein, daß Katzen eine Neigung zu Baldrian, also zu dessen sedativer Wirkung haben. Ähnlich verhält es sich mit Hunden, die sich überfressen haben oder sogar an Magengeschwüren leiden. Sie nehmen bei Schmerzzuständen sofort spitze Gräser auf, doch offenbar, weil sie so codiert sind, hiervon Heilwirkung zu erfahren. Es gibt unendlich viel der Beispiele mehr, auch aus der Kleintierwelt. So pflanzen Ameisen überall auf ihren Wohnungen Thymian an. Hiervon werden offensichtlich Feinde vergrämt. Aus der Mäusewelt wissen wir, daß die Tiere mit Pfefferminzblättern ihre Leistungsbereitschaft im Winter stärken. Aus dem Reich der Vögel ist vielen Naturbeobachtern noch geläufig, daß Schwalben die Augen ihrer ausgeschlüpften Jungen mit einer Gabe Schöllkrautsaft öffnen. Aus den Schweizer Bergen wird berichtet, daß Wildschweine, die sich Futtervergiftungen zugezogen haben, etwa durch Bilsenkraut, frische Eberwurz zu sich nehmen. Angeschossenes oder durch andere Gründe verletztes Bergvieh wälzt die Wunde in Alpenwegerich. Noch weithin unbekannt sind die Erfahrungen der Ureinwohner des amerikanischen Kontinents aus der Beobachtung der Tiere. Interessantes Material hat in dieser Hinsicht die indianische und aztekische Volksmedizin hervorgebracht. Auch in Afrika ist die Verhaltensforschung noch am Anfang. Gerade in jüngster Zeit ist durch Veröffentlichungen bekannt geworden, daß sich Affen in der grünen Apotheke besonders gut auskennen und offenbar für alle Zwecke eine sehr gezielte Auswahl bestimmter Kräuter treffen, die sie im Bedarfsfall zu sich nehmen. Es ist jetzt schon sicher, daß sich interessante Wechselwirkungen aus der Beobachtung mit der Humanmedizin ergeben; es werden wahrscheinlich Heilpflanzen aus der afrikanischen Arzneibotanik in Zukunft nutzbar gemacht werden können, die wir noch nicht einmal kennen oder von deren Heilwirkung wir ohne diese Tierbeobachtung nicht erfahren hätten.

Das britische Magazin „New scientist" berichtet über eine Langzeitstudie, die im Gombe-Nationalpark in Tansania durchgeführt wurde und sich mit der Beobachtung von Schimpansen befaßt. Hierbei wurde festgestellt, daß sich kranke Schimpansen bei Magen- und Darmerkrankungen mit Kräutern kurieren. Kranke Schimpansen fraßen junge Blätter der Pflanzenart Aspilia. Von dieser sonnenblumenähnlichen Pflanze wählten sie immer nur zwei bestimmte Arten aus. Es waren dieselben Arten, die auch von einem Eingeborenenstamm bei Magen- und Darmkrankheiten verwendet werden. Die Schimpansen, die ihre alltägliche Nahrung schnell zerkauen, ließen sich entgegen dieser Gewohnheit die Blätter der Heilpflanzen ganz langsam auf der Zunge zergehen.

Auch aus Borneo wird berichtet, daß sich die Gorillas auf Wunden besonders ausgewählte Kräuter auflegen und damit einreiben.

Es ist nicht verfehlt, zu sagen, daß wir durch das Verhalten der Tiere die allererste Brücke zur Aromatherapie und zur Signaturenlehre für die Humanmedizin entdecken.

Was bedeutet der Begriff Signaturenlehre?

Begründet wurde er bereits 1330 durch den Heilkundigen Simon de Corda. Er stellte das erste Wörterbuch über die Signaturenlehre zusammen und unternahm den Versuch, die Heilwirkungen der Pflanzen durch sinnbildliche Signaturen und Farbenzuordnung zu erklären, also z. B. gelbblühende Pflanzen wie Löwenzahn für den Magenbereich, blaue Blüten für die Augenheilkunde, rote Blumen zuständig für Herz, Lunge und Wundheilung, flammende Farben wie Mohn und Rose gegen Entzündung, gelb/braune Pflanzensäfte zur Galle-Leber-Behandlung sowie gegen Gelbsucht, weiße Blüten für Erkrankungen des Gehirns sowie schleimlösend usw.

Als in der Neuzeit durch die spektakulären Erfolge der Chemie neue Erkenntnisbereiche aufgeschlossen wurden, glaubte man, die einfachen Signale der Pflanzenwelt nicht mehr zu benötigen und stellte die Signaturenlehre in die Ecke der Geschichte ab. Jedoch wird im Rahmen der Rückwendung zur Natur der Zusammenhang zwischen der von der Schöpfung gegebenen Signaturenlehre und dem instinktiven Verhalten der Tierwelt wie der frühen Menschengeschlechter als ein ganzheitlicher, einfacher, aber dadurch weiser, unverfälschter Erkenntnisstand klar. Hinzu kommt, daß gerade der Fortschritt der Chemie die Pharmakodynamik in den Pflanzen nachweist, die von der alten Signaturenlehre durch instinktive Inanspruchnahme der Heilpflanzen in alter Zeit nur praktisch behauptet wurde.

Paracelsus entwickelte die Signaturenlehre sogar zu einem selbständigen Heilsystem. Er führt folgendes aus:

„Die Natur zeichnet jegliches Gewächs, so von ihr ausgeht, zu dem dazu es gut ist. Darum wenn man erfahren will, was die Natur gekennzeichnet hat, soll man's an den Zeichen erkennen, was Tugend in selbiger ist.“ Auch andere wesentliche Aussagen des großen Naturarztes sind hier heranzuziehen:

„Alles Äußere in der Natur zeigt ein Inneres an. Denn die Natur ist ebenso inwendig wie auswendig. Wie in einer Apotheke die Kräuter eingesammelt liegen und dort abgeholt werden können, so gibt es auch in der Welt eine natürliche Ordnung der Apotheken, indem alle Wiesen und Matten gleichsam Apotheken sind. Schau, daß du erfährst, wo sie sind, wo ihre Kräfte geschrieben stehen und in welchen Büchern sie aufbewahrt werden.“

Die Immunmodulation des tierischen Oganismus

Die Entdeckung von biogenen Stimulatoren durch den russischen Augenarzt Prof. Wladimir Filatow hat nicht nur der Humanmedizin neue Heilkonzepte ermöglicht, sondern kann nach ihrer wissenschaftlichen, experimentellen Weiterentwicklung auch in der Tiermedizin angewendet werden.

Was sind biogene Stimulatoren?

Filatow entdeckte im Rahmen seiner Arzneipflanzenforschung ein Geheimnis in einer Spezies der Aloe: wenn frisch geerntete Blätter der Pflanze in einem dunklen Raum 12 bis 15 Tage bei niedriger Temperatur aufbewahrt werden, entwickeln sich biogene Modulatoren nach folgendem Mechanismus: In den pflanzlichen Organismen sowie in den von ihnen getrennt überlebenden Geweben, also konkret unter dem Einfluß von störenden, aber nicht tötenden Außenfaktoren, vollzieht sich ein biochemischer Umbau; dieser Umbau hat die Bildung von Verbindungen hoher biologischer Aktivität zur Folge. Jegliche Verschlechterung der Lebensbedingungen im pflanzlichen Organismus, vorausgesetzt, die Stärke der Entbehrungen übersteigt nicht die Grenze der äußersten Belastbarkeit, ruft in dem betroffenen Organismus eine Zwangslage hervor, die komplizierte, feinchemische Veränderungen zur Folge hat: Es entstehen neue Lebensregulatoren für eine kurze Zeit.

Praktisch läuft dieses Geschehen wie folgt ab:

Ein Saft aus thermisch beeinflußten Blättern der Agave oder der Aloe capensis wurde z.B. gekocht, in Ampullen abgefüllt und für eine Stunde bei einer Temperatur von 120°C in den Autoklav (Dampftopf) gestellt; nach diesem Prozeß war keine Spur von Eiweiß mehr zu entdecken, aber der Extrakt war durch Injektion in den Organismus eines Patienten appliziert, heilsam wie frisch gewonnener aus einem konservierten Blatt. Die Prüfung zeigte, daß die Heilwirkung aus den Umbauregulatoren der thermisch beeinflußten Blätter stammte, die Prof. Filatow als biogene Stimulatoren bezeichnet hat. Diese Stimulatoren sind weder Eiweiß noch Fermente. Sowohl die einen als auch die anderen werden durch so hohe Temperaturen zerstört. Aus einem wässrigen Extrakt von Aloe capensis verschwanden die biogenen Stimulatoren auch dann nicht, als man den Extrakt gekocht, verdampft und wieder in Flüssigkeit zurückverwandelt hatte. In dieser Flüssigkeit waren jetzt weder Eiweiße noch Hormone, ja noch nicht einmal Salze vorhanden, aber die Stimulatoren waren erhalten geblieben, und die heilsamen Eigenschaften des Extraktes blieben bewahrt. Als Filatow einer Kultur isolierten Gewebes, in dem sich die Vermehrung der Zellen schon verlangsamt hatte, biostimuliertes Aloegewebe beifügte, begann ihr intensives Wachstum von Neuem. Die biogenen Stimulatoren sind hochmolekulare Substanzen. Sie entsprechen dem Wirkprinzip sogenannter Desmone. Einer der besten Kenner der Gewebetherapie, die auf biogenen Stimulatoren basiert, der frühere Berliner Universitätsprofessor Dr. med. Max Brandt, beschreibt die biogenen Stimulatoren so: „Die vom Wirtsorgan getrennten und in ungünstige Bedingungen gestellten Gewebeteile organisieren sich biochemisch um und entwickeln Stoffe, die die vitalen Reaktionen verstärken und die Heilung fördern. Damit ist die Richtung aufgezeigt. In der Humanmedizin konnte die Aloe-Therapie mit biogenen Stimulatoren eingeführt werden und befindet sich seit 1986 auch in Westeuropa im Einsatz. Da die Heilwirkungen im Wege einer cerebralen Immunsteuerung erfolgt, werden neben einer unspezifischen Verbesserung der Abwehrlage eine ganze Reihe von Indikationen angesprochen. Hierzu ist die Publikation erschienen: Wolfgang Wirth: „**Mit Aloe heilen**" Ennsthaler Verlag, Steyr, Österreich.

Nach erfolgreichen Jahren in der Humanmedizin konnten auch in bezug auf die Veterinärmedizin ganz neue Therapiewege beschritten werden. Die Anwendung der biogenen Stimulatoren in der Tierheilkunde erfolgt zur Heilung, zur Verlängerung der Lebenszeit und zur Verbesserung der Leistungsbereitschaft bei Zucht- und Nutztieren.

Die Injektion eines biostimulierten wässrigen Extraktes aus der Aloe capensis, jeweils unter die Haut appliziert, hat besonders die Leistungsbereitschaft von Zuchttieren bei Pferden, Milchvieh und Schafen in der homöopathischen Potenz D 2 erhöht. Sowohl bei Höhenfleckvieh als auch bei Schwarzbunten Milchkühen sind Rekordmilchleistungen erreicht worden, wenn zwei- bis dreimal pro Woche Aloe-Injektionen verabfolgt wurden. Aufgrund der Kompetenz der biogenen Stimulatoren für das Immunsystem erhöht sich die Abwehrbereitschaft des tierischen Organismus gegen eine Reihe von Erkrankungen. In der Potenz D 7 wird die Injektionslösung aus Aloe capensis gegeben als fiebersenkendes Mittel, zur Blutreinigung, bazillentreibend, zur schnelleren Narbenbildung, bei Drüsenschwellungen, zur Abheilung von Geschwüren und Ekzemen, zur Stärkung des Lungensystems, zur Unterstützung der Leber- und Nierenfunktion sowie bei Magen-Darmverstimmung. Die Dosis ist bei Großvieh selbstverständlich höher als bei Kleintieren. Grundsätzlich gehört die Behandlung mit Aloe-Injektionslösungen in die Hand des Tiermediziners. Eigene Experimente sollten unterbleiben. Die Injektionslösungen sind apothekenpflichtig und dort erhältlich in Zehnerpackungen unter der Präparatbezeichnung **Alogen nach Wolfgang Wirth**.

Immer mehr verstärken sich auch für die Tierwelt die Belastungen aus schädlichen Umwelteinflüssen, aus Haltungs- und Ernährungsfehlern sowie aus genetischen Programmen und Dispositionen zu bestimmten Schwachstellen. Deswegen tritt immer häufiger Karzinom- und Tumorgeschehen auf. In diesen Indikationen sind praktische Erfolge durch die Aloe-Therapie zu verzeichnen.

Ein Halter berichtet von Nebennierenkarzinom bei einer siebenjährigen Hündin. Nach einer Kur mit 20 Injektionen á 1 ml – jeden 2. Tag eine Injektion subkutan – ist eine vollkommene Ausheilung erfolgt, und die Ausfälle im Fell des Tieres sind gut zugewachsen, das gesamte Fell hat wieder Glanz und Frische zurückerhalten. Auch hier ist wieder die dermatologische Kompetenz von Aloe für die Haut zu erkennen, wie wir sie auch aus der Anwendung von Aloe-Darreichungen für die menschliche Haut kennen.

Arzneimittelhersteller W. M. aus Berlin berichtet folgendes: Die Foxterrierhündin seiner Sekretärin, bei Erkrankung bereits 14 Jahre alt, ist nach einer Behandlungskur mit der Applikation von Aloe D 2 und Aloe D 7 (ALOGEN nach WOLFGANG WIRTH) vollständig von Blindheit geheilt worden. Das Tier kann wieder gut sehen.

Auch ein anderer zuverlässig berichteter Fall betrifft ein Krebsgeschehen. Eine zehnjährige Hündin wurde nach Brustkrebs schwach und inaktiv. Nach einer Anwendung von Aloe D 2 erfolgte eine Ausheilung, und das Tier war voll motiviert, was in diesem Alter umso mehr bemerkenswert erscheint. Aloe capensis enthält Glucomannan, einen Stoff, der für die Wundheilung zuständig ist. Eine Heilpraktikerin aus dem süddeutschen Raum berichtet, daß eine Injektionsreihe an ihrem Reitpferd mit Aloe D 2 bei einer schlecht heilenden Wunde im Bein eine stabile Ausheilung erbracht hat und das Pferd wieder voll leistungsfähig geworden ist.

Bei Augenleiden der Tiere sollte Aloe in der Potenz D 7 injiziert werden. Dosis und Rhythmus bestimmt hier wieder der Tierarzt.

Besonders wichtig für die landwirtschaftliche Tierhaltung ist die Bekämpfung der Brucellose, also des seuchenhaften Verkalbens. Mit der Injektion von Aloe-Extrakt konnten im Rahmen von Feldstudien bei Rindern in Rußland bedeutende therapeutische Erfolge erzielt werden. Die Erfahrungen auf diesem Gebiet sind so wegweisend, daß sie in Band 1 der Schriftenreihe „Arzneipflanzen in der Sowjetunion", Heft 44, herausgegeben vom Osteuropa-Institut an der Freien Universität Berlin, veröffentlicht worden sind. Gerade durch Brucellose gehen jährlich immense Werte der landwirtschaftlichen Produktion verloren. Die Anwendung erfolgt mit einer wässrigen Injektionslösung in der Potenz Aloe D 2 nach den Vorschriften des Tierarztes.

Der Arzt als Agronom

Prof. Filatow sah als Resultat seines Lebenswerkes, daß die biogenen Stimulatoren der Pflanzen heilsam auf den menschlichen wie auf den tierischen Organismus einwirken. Er zog den Schluß, daß sie auch auf den pflanzlichen Organismus aktivierende Eigenschaften entfalten müßten. Es sollte sich erweisen, daß diese Hypothese zur Wahrheit wurde. Zunächst war er unsicher, denn wie soll ein Arzt beurteilen, wieviel Gesetze den grünen Organismus beeinflussen und welche Prozesse seine Lebensfunktionen regulieren. Filatow schlug vor, Baumwollsamen vor der Aussaat in dem Saft von Agavenblättern, die zuvor in Dunkelheit konserviert wurden, einzuweichen. Der Versuch wurde nach allen Regeln der Agronomie ausgeführt. Zusammen mit dem Versuchsfeld wurde ein Kontrollfeld bestellt. Die Pflanzen entwickelten sich auf gleichem Boden und unter völlig gleichartigen Bedingungen, und dennoch waren die Ergebnisse verschieden. Die in dem Extrakt eingeweichten Samen gingen um einige Tage früher auf als die zur Kontrolle gesäten; die Stengel der Pflanzen waren dicker und von kräftigerer Färbung, und an den Sträuchern reiften mehr Samenkapseln. Die Ernte übertraf alle Erwartungen. Nach einem Jahr wurde der

Versuch wiederholt, und die Zweifler konnten sich nun endgültig davon überzeugen, daß der Erfolg keine zufällige Erscheinung war.

Der Autor dieser Schrift stellte ähnliche Entwicklungen bei Brunnenkresse und Saatkartoffeln fest. Wenn man bedenkt, daß Agaven und Aloe in den meisten Entwicklungsländern wild ausreichend zur Verfügung stehen, so eröffnen sich für die Landwirtschaft dieser Gebiete ganz neue, rentable Perspektiven.

Die Versuche Filatows bezogen sich nicht nur auf Baumwolle, sondern auch auf andere Kulturen. Der mit dem Saft aus Agaven- oder Aloeblättern gedüngte Boden beschleunigte das Aufgehen von Getreidesaaten und wirkte sich auch günstig auf ihre weitere Entwicklung und die Ernteergebnisse aus. Tomatensamen, den man vor der Aussaat mit dem Pflanzenextrakt behandelt hatte, entwickelte sich erstaunlich schnell. Während es an den Kontrollsträuchern noch keine reifen Tomaten gab, bogen sich die Versuchssträucher schon unter der Last der erntereifen Früchte. Weitere Experimente fanden statt. Besonders günstig wurden Kartoffeln, Obstbäume und Sträucher, Futterrüben sowie einige Gemüsesorten beeinflußt. In den **Saft von Aloe** eingeweichte Grassamen lieferten eine höhere Heuernte.

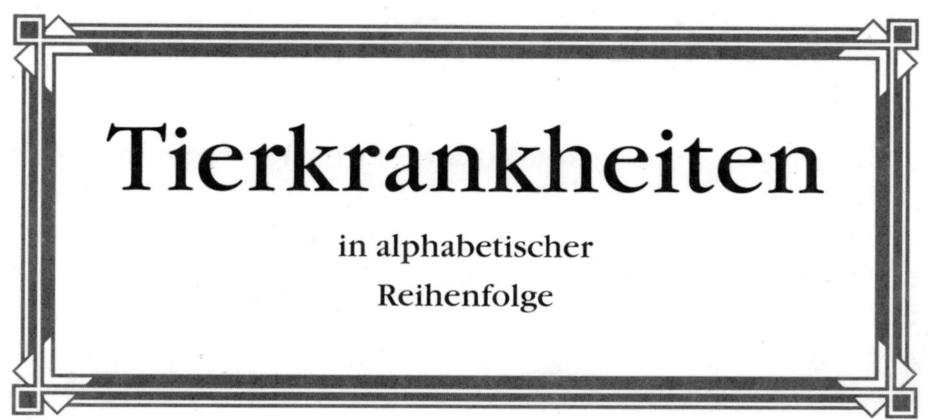

Tierkrankheiten

in alphabetischer

Reihenfolge

Appetitlosigkeit

In bestimmten Entwicklungsphasen ist Appetitlosigkeit von Haustieren ein ernstzunehmendes Problem, das mit natürlichen Mitteln gelöst werden sollte. Für Hunde steht ein bewährtes Naturgut zur Verfügung, nämlich **Schwarzkümmel**. Die Pflanze ist in Südeuropa und in Nordafrika heimisch und wird auch in Mitteleuropa feldmäßig angebaut. Am besten mischt man einen Absud des Schwarzkümmelsamens in den Trunk. Bei Muttertieren wirkt der Kümmelaufguß nicht nur appetitanregend, sondern fördert auch die Milchsekretion. Auch bei allen anderen Haustieren kann Schwarzkümmel eßlöffelweise in das Futter gemischt werden. Der Aufguß ist auch harntreibend.

Für Rinder, Pferde, Schafe und Ziegen eignet sich bei Freßunlust die **Wegwarte** (Cichorium intybus). Zur Appetitanregung empfiehlt sich hier ein Absud aus der Wurzel der Wegwarte. Bei Hunden gibt man kleingeschnittene Blätter aus frischer Ernte in das Futter.

Als hilfreich hat sich die Wegwarte bei Ziegen erwiesen, die an Nieren- und Harnwegserkrankungen leiden. Frische Wegwarteblätter dienen auch im Wachstum der Kräftigung.

Augenkrankheiten

Zu den am häufigsten auftretenden Erkrankungen im Augenbereich gehören die Bindehautentzündung und die Hornhautentzündung. Zur therapeutischen Anwendung gelangt eine Tinktur bzw. ein Dekokt aus **Eukalyptus**. Das ätherische Öl der Eukalyptusblätter ist für die Heilwirkung maßgeblich. Auch hier gehört die Behandlung in die Hand des Veterinärmediziners.

Es sei hier noch erwähnt, daß ein Eukalyptus-Dekokt auch zur lokalen Behandlung sekundär infizierter Fisteln angewendet wird.

Ausschläge

Die meisten Tiergattungen sind besonders in ihrer Entwicklungszeit von Ausschlägen betroffen. Zur Behandlung eignen sich in erster Linie **Salbei** und **Kamille**. Die Ausschläge behandelt man durch Waschung mit einem Absud, der zu gleichen Teilen aus Salbei und Kamille bestehen sollte. Steht auch **Eichenrinde** und **Wermut** zur Verfügung, so ist dies der Idealfall für eine Behandlung der Haustiere mit dem Absud zu je 1/4 Salbei, Eichenrinde, Wermut, Kamille.

Zur Auswaschung eitriger Wunden verwendet man **Salbeitee**. Er wirkt am schnellsten, beruhigend und heilend.

Wundheilende Eigenschaften werden auch dem **Beinwell** zugeschrieben. Beinwell ist auf nassen, nährstoffreichen Standorten, vor allem in tieferen Lagen auf feuchten Wiesen, auch an Waldrändern sowie an Wassergräben und Seeufern anzutreffen. Heilkräftig sind die Wurzeln. In der Tierheilkunde wendet man Wurzel und Kraut an, und zwar als Tinktur, als Salbe oder als Brei. In den Apotheken und Reformhäusern sind Beinwellcremes und -salben erhältlich. Darreichungen aus dieser Heilpflanze verfügen über hervorragende wundheilende Eigenschaften.

Blutreinigung

Die dornige **Hauhechel**, die auf mageren trockenen Weiden, an Wegrändern und im Brachland anzutreffen ist, wird in der Tiermedizin als Mittel zur Blutreinigung eingesetzt. Verwertet werden neben den Wurzeln auch die Blüten. Aus einer Mischung 2/3 Wurzeln, 1/3 Blüten wird ein Tee verabfolgt, und zwar bei Hautausschlägen und Hautunreinheiten aller Art. Es handelt sich bei diesem Mittel um ein langfristig wirkendes Therapeutikum, muß also mit Geduld eingesetzt werden.

Desinfektion

In der Tiermedizin ist es auch besonders wichtig, ein Mittel zur Desinfektion des Rachenraumes zur Verfügung zu haben. Hierfür eignet sich ein Absud aus dem blühenden, getrockneten Kraut des **Dost** (Origanum vulgaris).

Für die Desinfektion von Wunden ist ein Aufguß aus dem **Odermennig** (Agrimonia eupatoria) in Gebrauch. Der Aufguß besteht aus 100 g blühenden Sproßspitzen und Blättern auf 1 Liter siedendes Wasser. Man kann den Aufguß bei größeren Tieren in den Trank mischen oder mit **Kleie**, **Melisse** und **Honig** vermischt verabfolgen. Bei kleineren Tieren gibt man den Aufguß wie vorerwähnt ohne Kleie, nur mit Melisse und Honig vermengt. **Odermennig**, übrigens ein Rosengewächs, das an Waldrändern und entlang von Gebüschen und Zäunen sowie auf Kahlschlägen und Lichtungen gedeiht, hat den weiteren Vorteil, daß er auch die Narbenbildung beschleunigt.

Drüsenschwellungen

Bei Drüsenschwellungen wird eine Abkochung aus **Schöllkraut** angewendet. Viele Tiermediziner empfehlen auch einen Breiumschlag aus Schöllkraut mit Gerstenmehl vermengt.

Ebenfalls wird das Schöllkraut bei Wassersucht und Darmkatarrh der Pferde, Rinder und Schweine angewendet. Bei Pferden und Rindern gibt man 500 g des frischen zerkleinerten Krautes unter das Futter, bei Schweinen nur 250 g.

Treten Drüsenschwellungen bei Rindern und Pferden chronisch auf, ohne daß durch Schöllkraut-Darreichungen eine wesentliche Verbesserung eintritt, so empfiehlt sich hier eine Injektionsreihe mit **Aloe D 7**, jeweils 1 ml subkutan (Präparatbezeichnung: Alogen nach Wolfgang Wirth) nach Vorschrift des Tierarztes.

Fieber

Bei fieberhaftem Geschehen eignet sich für alle Tiere gleichermaßen **Wermut**. Auch hier mischt man Wermut unter das Futter. Fieber ist ja bekanntlich kein eigenes Krankheitsbild, sondern ein Signal, mit dem der Organismus Krankheitsgeschehen anzeigt. Ist Fieber mit Magen-Darmproblemen, vornehmlich mit Blähungen verbunden, so gibt man den Tieren, besonders Großvieh, eine Handvoll Wermut auf zwei Handvoll Kamillenblüten in warmem Bier zu trinken. Bei Hauterkrankungen wird nur das Fell mit einem Absud aus Wermut abgewaschen. Das getrocknete Wermutkraut wird bei Koliken unter das Futter gemischt, und hierdurch wird sehr rasch eine Beruhigung erreicht.

Bei Ungezieferbefall haben sich die Tiere oft Körperstellen aufgekratzt, und so entwickeln sich fieberhafte Hautentzündungen, besonders bei Läusebefall. Bei Läusen werden die Tiere einfach abgewaschen und anschließend mit Wermutpulver eingepudert. Der Erfolg ist verblüffend, auch bei Flohbefall von Hunden.

Harnwegserkrankungen

Auch bei diesem Indikationsbereich stellt die Natur mehrere Anwendungsmödlichkeiten zur Verfügung. Bewährt ist ein Absud aus **Johanniskraut**.

Allerdings ist zu beachten, daß vom Weidevieh nur ganz minimal Johanniskraut gefressen wird, da dies durch den Prozeß der Photosynthese unter Sonneneinwirkung zu schweren Hauterkrankungen führen kann, besonders bei hellhäutigen Tieren. Die meisten Leser werden dieses Phänomen auch schon aus der Humanmedizin kennen.

Als harntreibendes Mittel ist ein Aufguß aus **Schwarzkümmelsamen** ratsam. Er wird eßlöffelweise auf das Futter geschüttet.

Nicht sehr bekannt, aber besonders empfehlenswert ist die Anwendung von Darreichungen aus **Stiefmütterchen** (Viola tricolor). Auch hier verwendet man einen Aufguß. Dieser wird in den Trank gemischt. So vom Tier aufgenommen, werden Schadstoffe aus Niere und Blase ausgeleitet. Stiefmütterchen ist harntreibend und entzündungshemmend.

Bei Nieren- und Harnwegserkrankungen der Ziegen wird ein Aufguß aus **Wegwarte** gegeben.

Bei Hunden gibt man dagegen im Nieren-Harnwegsbereich **Thymiantee**.

Bei Pferden legt man warme Kompressen aus einem Thymianaufguß auf.

Ein Teeaufguß aus Schafgarbe ist ebenfalls heilkräftig.

Husten

Fenchel ist eines der erfolgreichsten Mittel bei Husten der Tiere. Es wird zerriebener Fenchelsamen verabfolgt.

Fenchel hat auch die erfreuliche Nebenwirkung, besonders bei Rekonvaleszenzzeiten, daß die Freßlust wieder angeregt wird. Förderlich ist auch der Fenchelsamen zur Anregung der Milchsekretion.

Bei Husten kleinerer Tiere, vornehmlich bei Hunden und Katzen, gibt man Tee aus **Königskerze**. Hier wird eine Abkochung aus Blüten und Blättern mit Milch vermengt verabreicht. Husten und quälende Katarrhe werden schnell abgeheilt. Königskerzenteee ist stets schleimlösend.

Immunsystem der Bienen

Ein aus der Humanmedizin bestens bekanntes Volksheilmittel ist der Lippenblütler **Melisse**. Die aromatische Melisse zählt zu den bewährtesten Bienenfuttermitteln. Zum Einsatz kommt in erster Linie Melissentee. Der Tee wird in flache Schüsseln abgefüllt und vor das Bienenhaus gestellt. Das Aroma lockt die Bienen zur Tränke. Durch die Heilkraft der Melisse wird das Immunsystem der Bienen allgemein gestärkt und spezifisch die Abwehrlage gegen die Bienenruhr, eine vom Imker sehr gefürchtete Krankheit, gefestigt.

Schon dem römischen Schriftsteller Ovid wurde bereits bekannt, daß zum Auswaschen der Stöcke und der Imkergeräte, wie der Honigschleuder, Melisse verwendet wird.

Auch in anderen Zweigen der Tierhaltung wird Melissentee eingesetzt. Zu empfehlen ist er besonders für Ziervögel sowie in der Geflügelzucht.

Melissentee erhält man allerorts in Apotheken, Kräuterhäusern sowie Drogerien.

Insektenschutz

Ein bekanntes Hausmittel für viele Anwendungsbereiche ist unsere heimische **Schafgarbe**. Nicht allerorts bekannt wird sein, daß diese Heilpflanze auch einen zuverlässigen Insektenschutz bietet. Besonders bei Rindern hat sich dieses Mittel bewährt. Aus frisch aufgebrühtem, lauwarmem Schafgarbentee reibt man die Rinder ab.

Nach Insektenstichen reibt man die befallenen Stellen mit warmem **Eibischtee** ein.

In schwierigen Fällen verwendet man eine Einreibung aus **Aloe capensis-Balsam** (apothekenpflichtig).

Die Fliegenplage in Stallungen ist in den Sommermonaten besonders unangenehm. Auch hiergegen ist ein altbekanntes Mittel aus der grünen Apotheke der beste Weg der Abhilfe. Die Stengel von **Pfefferminze** werden zusammen mit anderem Rauhfutter an die Tiere verfüttert. Durch den stark aromatischen Duft der Minze wird der Fliegenplage entgegengewirkt, da diese Quälgeister dies nicht vertragen.

Kalkbeine der Hühner

Das sogenannte Kalkbein ist eine parasitäre Erkrankung, in deren Folge Lege- und Freßlust der Hühner nachlassen. Auch hier hat sich die Einreibung mit **Perubalsam** bestens bewährt.

Tritt im Hühnerschlag bei einem Huhn Kalkbein auf – man sieht es ohnehin dadurch, daß das Tier ständig mit Kratzen beschäftigt ist – kann der ganze Schlag vorbeugend mit Perubalsam eingerieben werden, um die Ausbreitung der Parasiten zu verhindern.

Koliken, Verdauungsprobleme

Der Tierhalter wird besonders häufig mit Magenverstimmungen, Verdauungsstörungen und Koliken seiner Schützlinge konfrontiert. Die Naturheilkunde bietet hier ein ganzes Arsenal von Therapiemöglichkeiten, die sich nach Tiergattung auch unterscheiden. Ein bewährtes Basismittel ist der beruhigende Baldriantee. Bei krampfartigem Geschehen sollte zu Baldrianpulver übergegangen werden. Der Apotheker stellt dieses Pulver aus der zerstoßenen **Baldrianwurzel** her, und es wird je nach Größe der Tiere auf 20 g bis 60 g dosiert. Es bietet sich dann noch die verkaufsfertige Baldriantinktur an, die man je nach Tiergröße tee- bis eßlöffelweise eingibt.

Bei Koliken der Pferde reibt man das Tier bevorzugt mit einem alkoholischen Auszug von **Basilikum** (Basilienkraut) ein.

Bewährt hat sich bei Verdauungsschwäche und auch bei Krämpfen die echte **Engelwurz** (Angelica archangelica). Engelwurz wird in kleinsten Mengen in das Futter eingestreut oder als Tee eingegeben. Angelika ist nicht überall anzutreffen, ist sogar in Mitteleuropa ziemlich selten. Die bekanntesten Fundstellen sind aus Österreich, Bayern, Sachsen und Thüringen bekannt, aber auch an Flußufern, Feuchtgebieten und Mooren in Nord- und Ostseegebieten. In Kräuterhäusern erhält man aber auf jeden Fall den hochwirksamen Tee.

Speziell bei Blähungen und Verstopfungen der Haustiere sowie bei allgemeinen Verdauungsstörungen ist ein Tee aus der **Benediktendistel** empfehlenswert. Diese Pflanze ist besonders anspruchslos, sie gedeiht in sonniger Lage, hat einen behaarten verzweigten Stengel und trägt mattgelbe Blüten in einer Blütenkrone.

Bei verdorbenem Magen, Blähungserscheinungen und chronischem Durchfall verabreicht man die getrocknete Wurzel der **Bibernelle**. Am besten wird die getrocknete Wurzel in der Kaffeemühle zu Pulver gemahlen, alsdann in Wasser gelöst und den Tieren eingegeben.

Ein sehr wichtiges Mittel in der Tierheilkunde ist der **Dost** (Origanum vulgare), der uns in warmen, trockenen Lagen begegnet, an Böschungen, auf Wiesen, in der Heide sowie an Waldlichtungen und Waldschlägen. Geerntet wird das blühende Kraut. Dieses wird nach Trocknung unter das Futter gemischt. Der Dost hat noch immer den Haustieren Heilung bei Erkrankungen des Magen- und Darmtraktes sowie Erleichterung bei Durchfällen gegeben.

Im übrigen ist der Dost auch bewährt als Mittel zur Steigerung der Milchproduktion von Kühen.

Nicht zu vergessen das altbewährte Hausmittel der **Kamille**. Kamille ist als Tee, in schwierigen Fällen auch als Klistier erweichend, blähungstreibend, krampfstillend, bazillentötend sowie entzündungswidrig.

Haustieren, die sehr häufig unter Blähungen leiden, kann man entweder **Wermut** allein oder eine Mischung aus Wermutblättern und zwei Handvoll **Kamillenblüten** zu trinken geben. Pfarrer Weidinger empfiehlt, das Getränk in warmem Bier zu trinken zu geben. Wermut hat auch fiebersenkende Eigenschaften und wird unter das Futter gemischt.

Um auf das an sich in der Landwirtschaft ständige Problem von Blähungen und Magen-/Darmkoliken vorbereitet zu sein, sollte der Tierhalter darauf achten, daß im Frischfutter wie auch im Trockenfutter ausreichend **Schafgarbe** enthalten ist. Dieses altbekannte Heilmittel erhöht die Widerstandskraft des Viehs und macht es weniger anfällig für Krankheiten des Stoffwechselkreises.

Zur Stärkung der Abwehrlage im Magen-Darm-Bereich ist **Thymian**, als Tee dargereicht, besonders zu empfehlen. Das gilt nicht nur für landwirtschaftliche Nutz- und Zuchttiere, sondern auch für Hunde. Für Ziegen, die unter Koliken leiden, empfiehlt sich, Thymian ins Futter zu mischen, womit eine sehr rasche Krampflösung erreicht wird.

Nützlich ist besonders bei Milchvieh bei Verdauungsstörungen ein Tee aus den ganzen Blütenköpfen der **Kornblume**. Für die Heilwirkung ist der Bitterstoffgehalt maßgeblich.

Ebenfalls verdauungsfördernd und anwendbar bei Magenbeschwerden und Blähungen der Haustiere ist eine Abkochung des frischen oder getrockneten Krautes des Doldengewächses **Liebstöckel**. Allerdings sollte man Liebstöckel nicht unter das Futter mischen, da Milch und Fleisch der Tiere dessen Geschmack annehmen können.

Magenkrämpfe der Wiederkäuer

Die Anserina oder **Gänsefingerkraut**, ein sehr häufig auftretendes gelb blühendes Kraut, das feuchte Wiesen, Gräben und Ödland bevorzugt, fast überall leicht erhältlich ist, wird immer beliebter als krampflösendes Mittel bei Magenkoliken und -verstimmungen.

Hier das Rezept nach Apotheker Pahlow:

1 große Handvoll getrocknetes Gänsefingerkraut wird mit 1 Liter Wasser übergossen, erhitzt bis zum Sieden, abgeseiht und den Tieren alsdann lauwarm zum Trinken gegeben. Es ist wohl der beste Heiltrank für Wiederkäuer.

Mast und Aufzucht

Eine geschützte Pflanze ist die Silberdistel oder auch aus der Volksmedizin **Eberwurz** genannt.

Es gibt in einigen Gebieten für Kräuterkundige Sondergenehmigungen zur Ernte der Eberwurz. Daher können viele

Kräuterhäuser, zumindest aus Importen, auch ein Mast- und Brunstpulver anbieten, das den Wiederkäuern unter das Futter gemischt werden kann. Es ist ein hervorragendes, zuverlässig wirkendes Mittel mit antibiotischen Eigenschaften.

Milchabsonderung, zu geringe

In der Landwirtschaft bekannt ist die stärkende Eigenschaft von **Dill**. Die beim Ausdreschen der Samen entstehenden Abfälle werden daher gern als Viehfutter gegeben. Das im Wege eines Auszuges aus den Dillfrüchten gewonnene Öl wird den Tieren zur Appetitanregung und Verdauungsförderung gegeben. Aber ganz besonders regt Dill die Tätigkeit der Milchdrüsen an. Muttertieren, die nur wenig Milch geben, wird ein Aufguß aus Dill appliziert.

Ein anderes Mittel, das den Muttertieren hilft, ihren Jungen ausreichend Milch zu geben, ist warmer Frauenmanteltee. **Frauenmantelkraut** ist auch gesundheitsstärkend.

Hündinnen wird zur Förderung der Milchsekretion eine Mischung aus zerstoßenem **Anis-Fenchelsamen** gereicht. Eine ähnliche Wirkung bei kleineren Tieren hat auch der schon an anderer Stelle dieser Schrift besprochene Aufguß aus **Schwarzkümmel**.

Trächtigen Kühen gibt man frische **Melissenblätter** als milchtreibendes Mittel in das Futter. Ebenfalls in der Hundezucht ist Melissentee ein bewährtes Stärkungsmittel bei trächtigen und säugenden Hündinnen sowie den Welpen, sobald sie einen Monat alt sind. Hier kann man Melissentee der Milch beigeben. Melisse ist wachstumsfördernd und stärkt die Immunlage. Ein anderes Mittel zur Stärkung der Hündinnen nach dem Werfen ist eine Beimischung von verdünntem **Rautentee** unter die Milch. Rautenblättertee ist weithin empfehlenswert bei Magen- und Darmleiden der Haustiere.

Milzbrand

Ein weiteres Malvengewächs hat sich als ein besonders vielseitiges Tierheilmittel erwiesen: der **Eibisch**. Aus der Humanmedizin kennen wir diese Heilpflanze ja schon als Mittel gegen Husten und Halsbeschwerden (Eibischwurzel). Bei unseren vierbeinigen Freunden wirkt Eibisch heilend besonders bei Milzbrand und Lungenerkrankungen. Den Tieren wird warmer Eibischtee eingeflößt. Bei Euterverhärtungen empfiehlt sich eine warme Auflage aus frischen Blättern und Blüten des Eibisch. Meist geht der Milzbrand mit anderen Krankheitsbildern einher, auch bei diesen Indikationen wie zum Beispiel Darmerkrankungen, Durchfall, Koliken, Husten, ist der warme Eibischtee das Mittel, das die Wende zum Guten bringt.

Eibisch ist auch abzeßerweichend, und man kann den Haustieren selbst bei Geschwüren Umschläge mit einem Kaltansatz aus Eibisch anlegen.

Nervosität

Es ist nicht zu verkennen, daß unsere Haus- und Weidetiere ähnlich wie die Menschen einem erhöhten Streß, Lärm und anderen Umweltbelastungen ausgesetzt sind. Dies führt zur Nervosität. Hiergegen gibt es ein bewährtes Mittel: Tee aus einer Heilpflanze, die den Namen **Echtes Herzgespann** trägt. Die Pflanze enthält neben ätherischen Ölen und Bitterstoffen blutdrucksenkende Glykoside. Man verabfolgt Herzgespanntee in der Tränke. Diese Naturgabe ist für alle Weidetiere besonders geeignet. Bewährt hat sich dieser Tee vor allem auch bei Hunden.

Schon im antiken Griechenland und in der asiatischen Medizin ist Herzgespann ein Heilmittel bei Magenerkrankungen der Menschen. In Mitteleuropa finden wir wenige Vorkommen, so daß wir auf das Angebot der Kräuterhäuser zurückgreifen müssen.

Die bekannten beruhigenden Eigenschaften des **Klatschmohn** können ebenfalls der Naturheilkunde zur Verfügung gestellt werden. Der auf diesem Gebiet erfahrene Pfarrer und Hundezüchter Hermann Josef Weidinger gibt folgendes Rezept für Klatschmohntee: „Bei diesem Teeaufguß rechnet man mit 1 1/2 bis 2 Teelöffel getrockneter Blüten auf 1/4 Liter Wasser. Die Droge wird in das abgekochte, noch heiße Wasser gegeben und 15 Minuten ziehen gelassen. Dann den mit 1/4 Liter Wasser verdünnten Tee den Tieren zum Trank geben."

Diesem Originalrezept kann man nur recht weite Verbreitung wünschen; es wird unseren vierbeinigen Freunden ein treuer Helfer sein.

Räude

Die Räude tritt durch Milbenbefall ein. Die Milben sind Spinnentiere, die früher auch beim Menschen die Krätze verursacht haben, die aus Mitteleuropa ja verbannt werden konnte. Ab und an wird sie durch den Ferntourismus wieder eingeschleppt. Die sogenannte Räudenmilbe befällt ausschließlich Tiere. Besonders bei Pferden, Rindern und Hunden verursacht die Räudenmilbe enorme, quälende Hautschäden. Das wirksamste Mittel ist Perubalsam, eine Salbe, die in der Apotheke erhältlich ist.

Nicht nur bei Räude, sondern auch bei anderen, vorwiegend parasitären Hautschäden und -entzündungen empfiehlt sich **Birkenteer**, eine Darreichungsform, die schon lange in die Veterinärmedizin integriert werden konnte und im Apothekenhandel üblich ist.

Verletzungen

Die **Stockrose** ist ein Malvengewächs. Nicht überall bekannt ist ihre heilkräftige Eigenschaft. Während in der Humanmedizin sich bei unreiner und leicht entzündlicher Haut ein Vollbad aus einem Aufguß aus Stockrosenblüten empfiehlt, sind die Blätter dieser Gattung ein erprobtes Heilmittel bei Verletzungen. Angewandt wird ein Stockrosenaufguß für Umschläge. Man kann auch die Blätter dem Milchvieh unter das Futter mischen.

Besonders bei schlecht heilenden Wunden der Rinder und Stiere werden Wurzel, Kraut, Blätter und Früchte der großen **Klette** den Tieren unter das Futter gemischt. Bei Ekzemen und Geschwüren verabfolgt man Klettenwurzelöl als Einreibung. Zum Auswaschen eitriger Wunden verwendet man Salbeitee.

Bei Rindern und Pferden entstehen häufig Entzündungen bei der Kotabsetzung. Hier gibt man Pulver aus **gelbem Enzian**, in warmem Kamillentee aufgelöst, in das Futter, und zwar während des Anhaltens der Beschwerden jeweils 15 Gramm in jeden Futtergang. Bei Schafen, Ziegen und Hunden löst man 5 Gramm Enzianpulver in Kamillentee auf.

Auch bei inneren Entzündungen hat sich Enziantee als schleimlösend und säureaufsaugend erwiesen. Erhältlich ist Enzianpulver in jedem Kräuter- und Reformhaus sowie in den meisten Apotheken. In handelsüblichen Mast- und Milchpulvern ist Enzian enthalten.

Verrenkungen, Verstauchungen, Zerrungen

Es stehen zwei ausgezeichnete Naturheilmittel zur Verfügung.

Zunächst wäre **Lorbeeröl** (Oleum Lauri, aus der Apotheke) zu erwähnen. Dieses Öl hat eine salbenartige Konsistenz. Es wird durch Auspressung der Lorbeerfrüchte gewonnen. Man reibt die erkrankten Gliedmaßen weiträumig morgens und abends ein.

Lorbeeröl ist auch als sogenannte Eutersalbe in Gebrauch. Bei verhärteten, geschwollenen Eutern tritt rasch eine normalisierung ein.

Eine andere Natursalbe, die besonders bei Zerrungen und auch im rheumatischen Formenkreis angewendet werden kann, ist die **Kampfersalbe**. Sie wird aus dem riesigen Kampferbaum gewonnen, der in Formosa und China beheimatet ist.

Verstopfung, starke

Bei besonders hartnäckigen Verstopfungserscheinungen genügen die in dieser Schrift sonst beschriebenen Abführmittel nicht.

In diesen Fällen bietet sich ein auch früher in der Humanmedizin verbreitetes Naturheilmittel als Laxans und zwar als sogenanntes Drastikum an: Pulver bzw. Pillen aus der exotischen **Jalape**. Der Wirkstoff wird aus der Knolle dieser Pflanze gewonnen, die ursprünglich aus Mexiko kommt und aber auch in Südamerika und Indien heimisch ist.

Die Dosierung sollte der Tierarzt bestimmen. Jalapenpillen sind apothekenpflichtig!

Wundbehandlung bei Ziegen

Die Milchziege ist ja nicht nur bedeutend für die erwerbsmäßige Landwirtschaft, sondern sie wird mehr und mehr, wie auch in früheren Jahrhunderten schon, Hausgenosse von Nebenerwerbsbetrieben, Schrebergärtnern und Kinder-Bauernhöfen.

Durch ihre Freßgewohnheiten tragen die Ziegen selbst gewissermaßen zur Vorsorge für das Immunsystem bei. Eine der bedeutendsten Heilpflanzen unserer „grünen Apotheke" ist **Arnika**, die uns aus der Humanmedizin und der Volksheilkunde von altersher wohlbekannt ist. Aufgrund ihres starken Geruches wird die Arnika tatsächlich nur von Ziegen gefressen. Wird im Fall von Wundgeschehen das Tier im Rahmen seines körpereigenen Abwehrsystems mit dem Problem nicht selbst fertig, so ist zur Wundbehandlung eine verdünnte Arnikatinktur ratsam, die man in der Apotheke erhält. Auch hier ist im Anschluß an die Arnikatherapie die Einreibung mit einer **Beinwellsalbe** (andere Bezeichnung: Comfrey) stabilisierend.

Bei Ekzemen sowie schlecht heilenden Wunden und Geschwüren sollte man bevorzugt Klettenwurzelöl anwenden. Auch dieses befindet sich vorwiegend im Sortiment bei Apotheken, Drogerien und Reformhäusern.

Wurmmittel

Bockshornklee ist eine weitverbreitete Futterpflanze. Sie enthält Lecithin, Cumarin, Schleimstoffe sowie Fette und ätherische Öle. Der hohe Gehalt an Trigomellin der Bockshornkleesamen macht dieses Naturheilmittel zu einem der zuverlässigsten Wurmmittel für alle Tiergattungen.

Wo Bockshornklee nicht zur Verfügung steht, kann als ein klassisches Mittel gegen Wurmbefall eine Tinktur bzw. Extrakt aus **Johanniskraut** verwendet werden.

Auch Darreichungen aus der **Alantwurzel** sind ein bewährtes Anti-Wurmmittel mit dem erfreulichen Nebeneffekt der Appetitanregung.

Hinweise

Anfragen aller Art sind nicht an den Verlag zu richten, sondern an:

Arbeitsgemeinschaft Grundlagenforschung für biologische Medizin
Postfach 61 02 20
D-10923 Berlin
(Freiumschlag bitte beifügen)

Ein hochwertiges, speziell für die Tierheilkunde angefertigtes
Lorbeer-Balsam ist erhältlich bei:
Gesundheitszentrum Ruth Herrmann
Glasower Straße 38
D-12051 Berlin

Bibliographie

1. Manfred Pahlow, „Das große Buch der Heilpflanzen“, Graefe & Unzer, München

2. Bruno Vornaburg, „Gottes Segen in der Natur“, Christiana-Verlag, Stein am Rhein

3. Josef Weidinger, „Leben aus der Natur“, Verlag Fritz Molden, München

4. Wolfgang Wirth, „Mit Aloe heilen“, Ennsthaler Verlag, Steyr, Österreich

5. Prof. Schengelia/Wolfgang Wirth, „Volk ohne Krankheit“, Ennsthaler Verlag, Steyr, Österreich

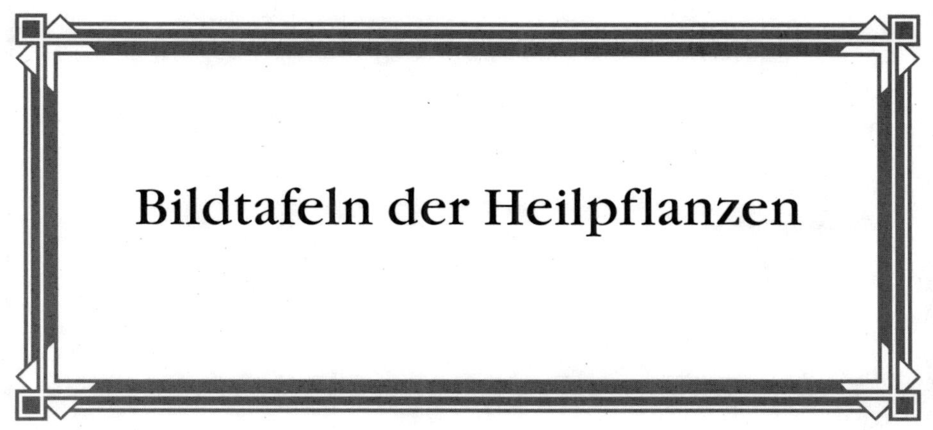

Bildtafeln der Heilpflanzen

Pflanzenverzeichnis

Alant (Inula helenium)

Aloe (Aloe capensis)

Arnika (Arnica montana)

Baldrian (Valeriana officinalis)

Basilikum (Ocimum basilicum)

Benediktendistel (Cnicus benedictus)

Beinwell (Symphytum officinale)

Bibernelle (Pimpinella saxifraga)

Birke (Betula alba)

Bockshornklee (Trigonella foenum)

Dill (Anethum graveolens)

Dost (Origanum vulgaris)

Eberwurz (Carlina acaulis)

Echtes Herzgespann (Leonurus cardiaca)

Eibisch (Althaea officinalis)

Eiche (Quercus pendunculata)

Engelwurz (Angelica archangelica)

Enzian, gelber (Gentiana lutea)

Eukalyptus (Eucalyptus)

Fenchel (Foeniculum vulgare)

Frauenmantel (Alchemilla vulgaris)

Gänsefingerkraut (Potentilla anserina)

Hauhechel (Ononis spinosa)

Johanniskraut (Hypericum perforatum)

Kamille (Matricaria chamomilla)

Klatschmohn (Papaver rhoeas)

Klette (Arctium lappa)

Königskerze (Verbascum phlomoides)

Kornblume (Centaurea cyanus)

Liebstöckel (Levisticum officinale)

Melisse (Melissa officinalis)

Odermennig (Agrimonia eupatoria)

Pfefferminze (Mentha piperita)

Raute (Ruta graveolens)

Salbei (Salvia officinalis)

Schafgarbe (Achillea millefolium)

Schöllkraut (Chelidonium majus)

Schwarzkümmel (Nigella sativa)

Stiefmütterchen (Viola tricolor)

Stockrose (Alcea rosea)

Thymian (Thymus serpyllum)

Wegwarte (Cichorium intybus)

Wermut (Artemissia absinthium)

TAFEL I

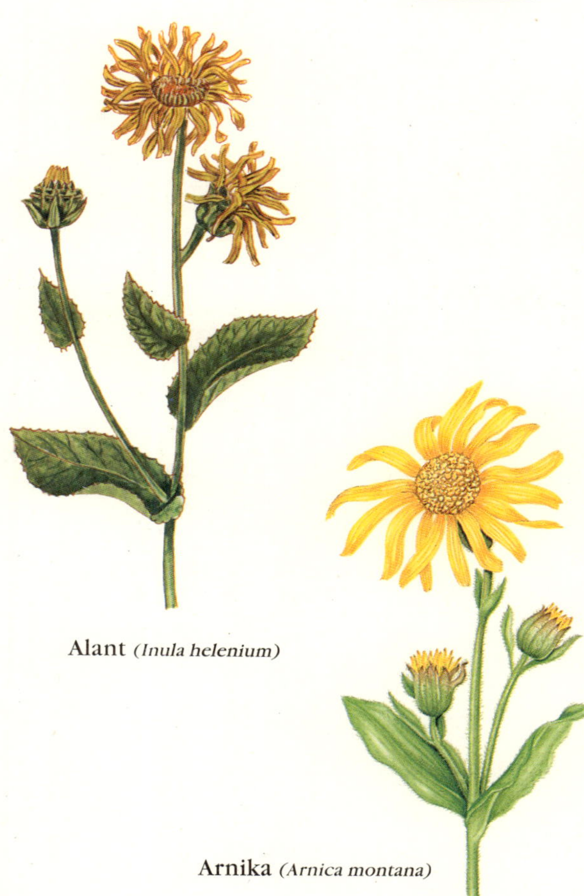

Alant *(Inula helenium)*

Arnika *(Arnica montana)*

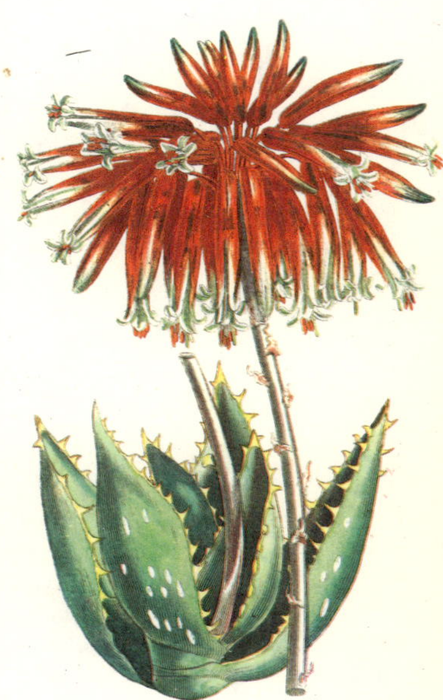

Aloe *(Aloe capensis)*

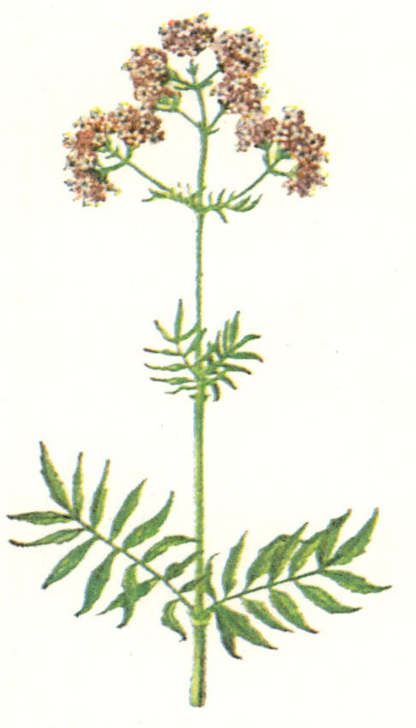

Baldrian
(Valeriana officinalis)

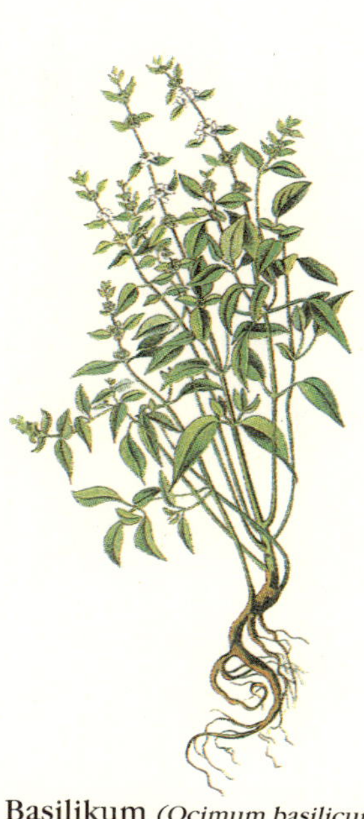

Basilikum *(Ocimum basilicum)*

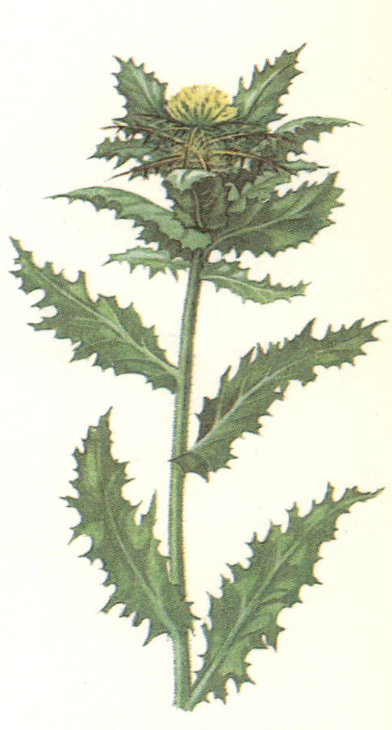

Benediktendistel
(Cnicus benedictus)

TAFEL II

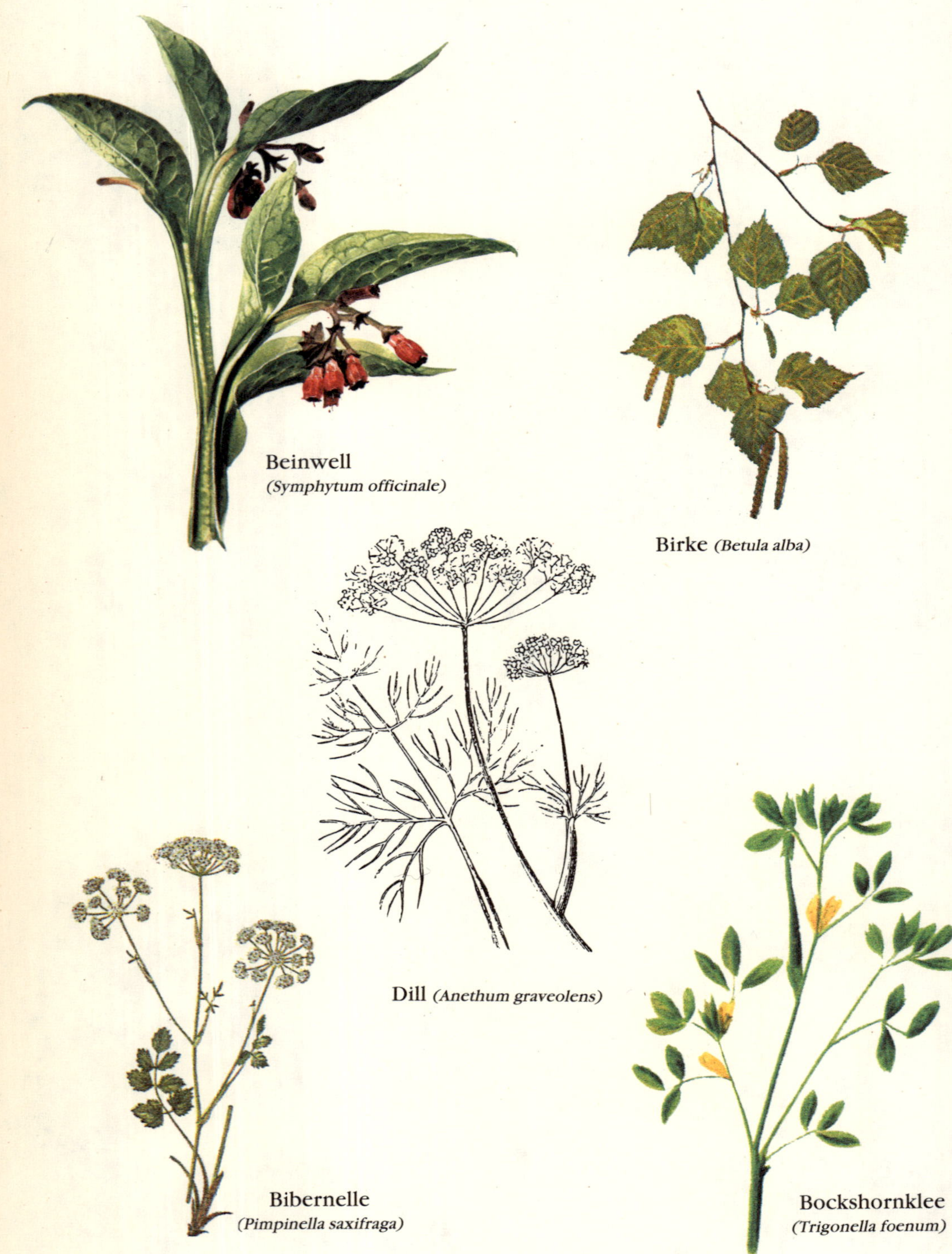

Beinwell
(Symphytum officinale)

Birke *(Betula alba)*

Dill *(Anethum graveolens)*

Bibernelle
(Pimpinella saxifraga)

Bockshornklee
(Trigonella foenum)

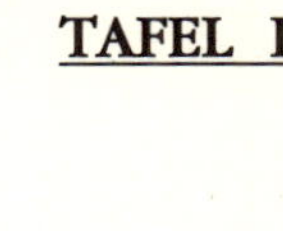

TAFEL III

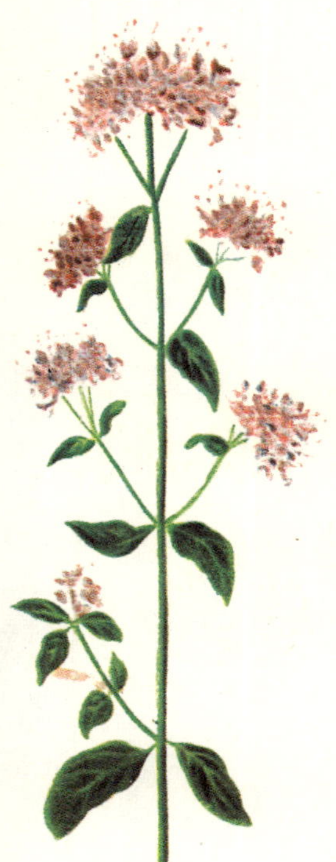

Dost *(Origanum vulgaris)*

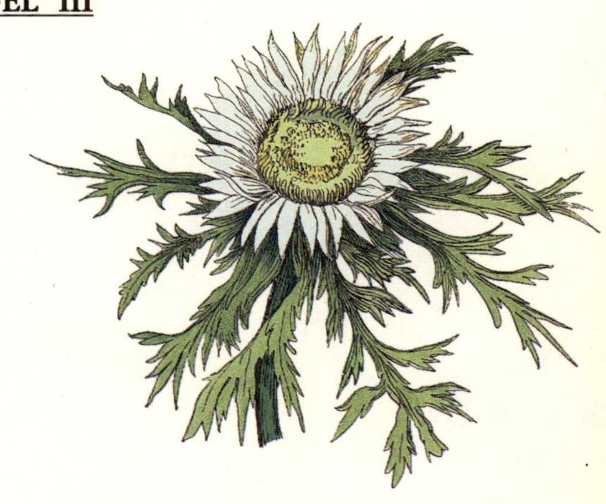

Eberwurz *(Carlina acaulis)*

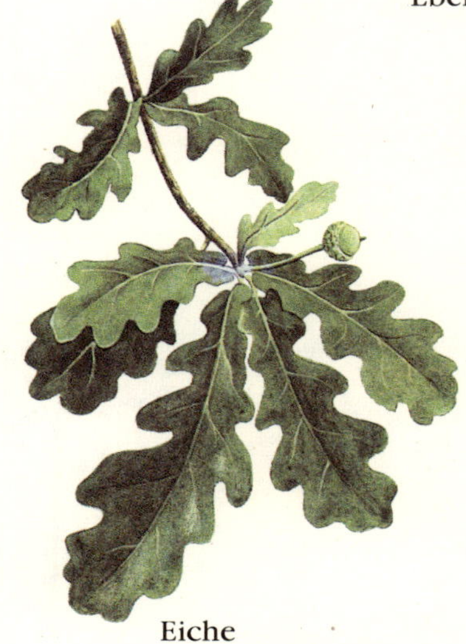

Eiche
(Quercus pendunculata)

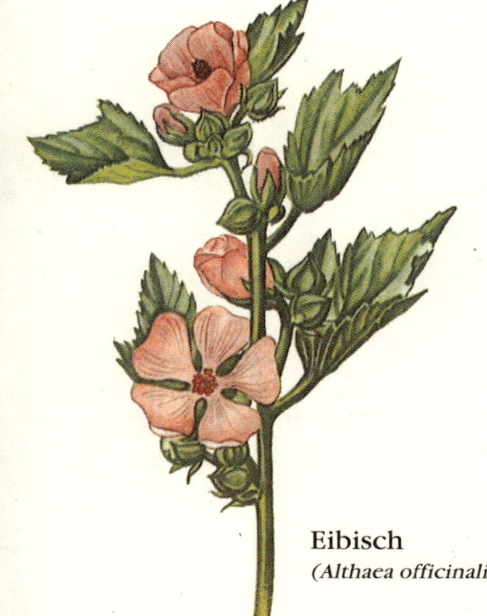

Eibisch
(Althaea officinalis)

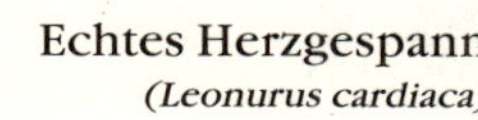

Echtes Herzgespann
(Leonurus cardiaca)

TAFEL IV

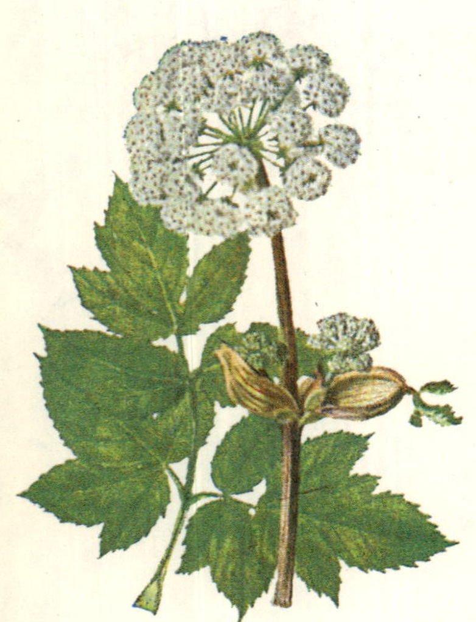

Engelwurz
(Angelica archangelica)

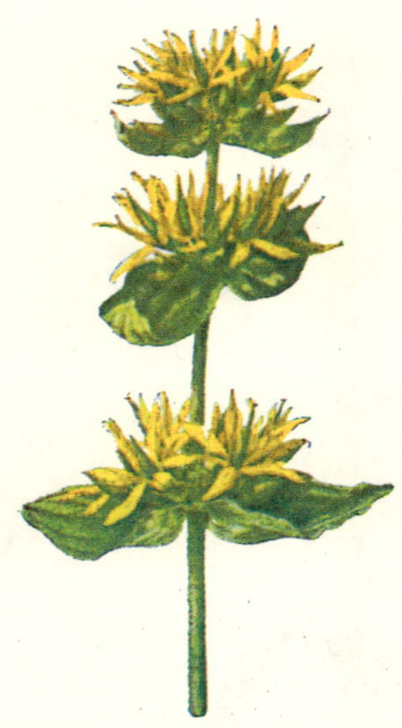

Enzian, gelber
(Gentiana lutea)

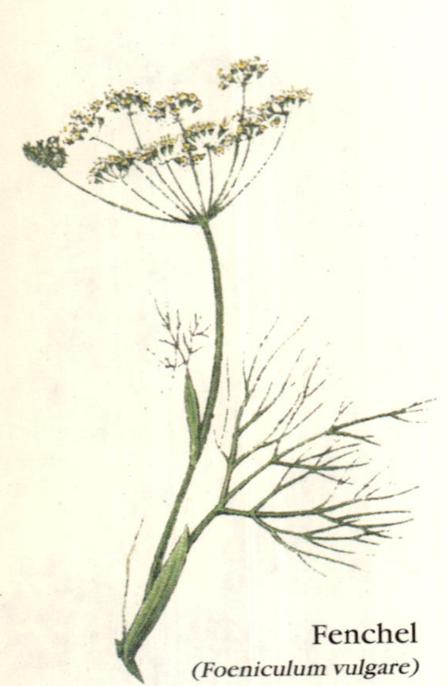

Fenchel
(Foeniculum vulgare)

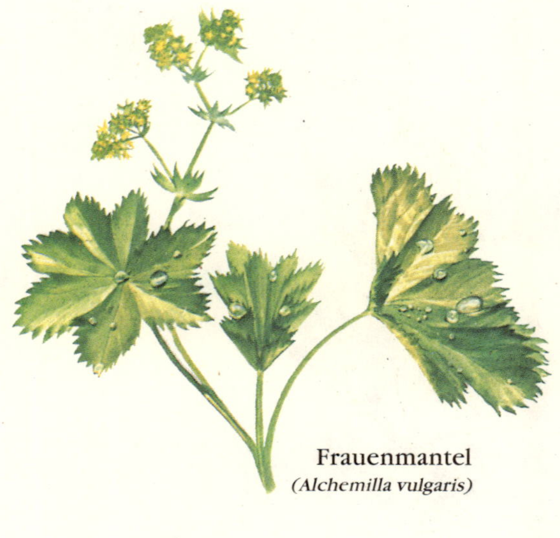

Frauenmantel
(Alchemilla vulgaris)

TAFEL V

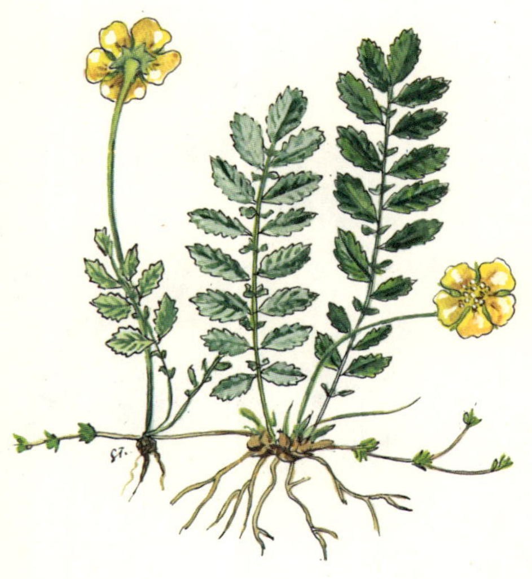

Gänsefingerkraut *(Potentilla anserina)*

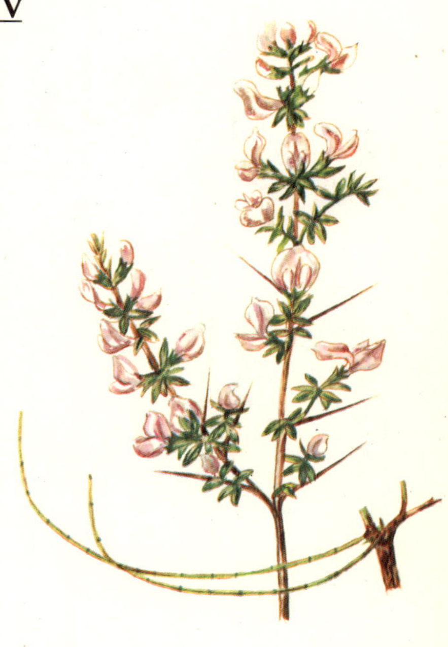

Hauhechel *(Ononis spinosa)*

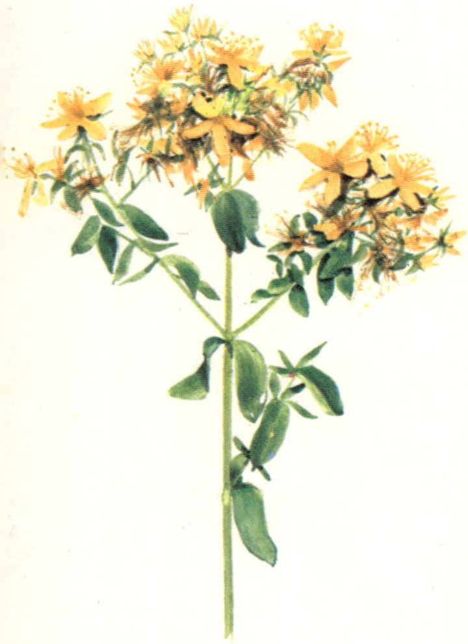

Johanniskraut
(Hypericum perforatum)

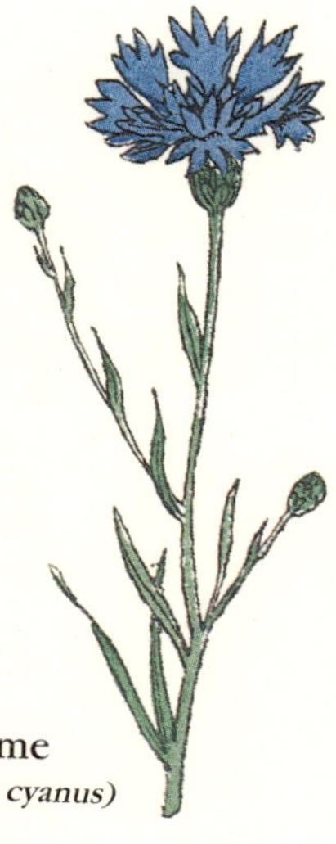

Kornblume
(Centaurea cyanus)

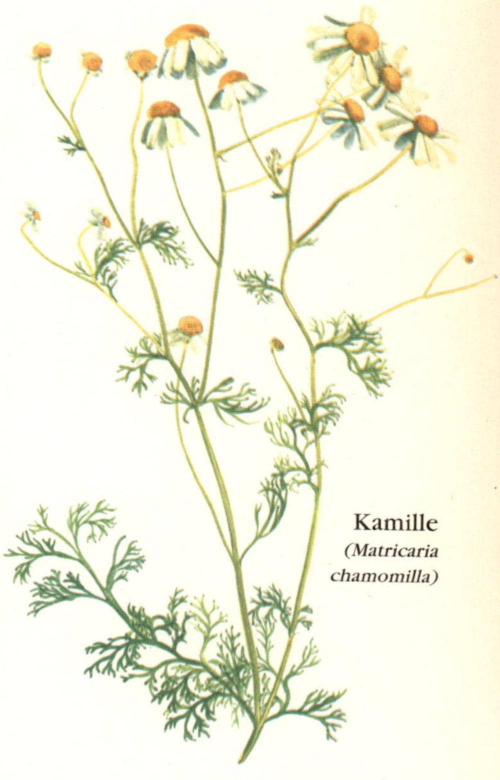

Kamille
(Matricaria chamomilla)

TAFEL VI

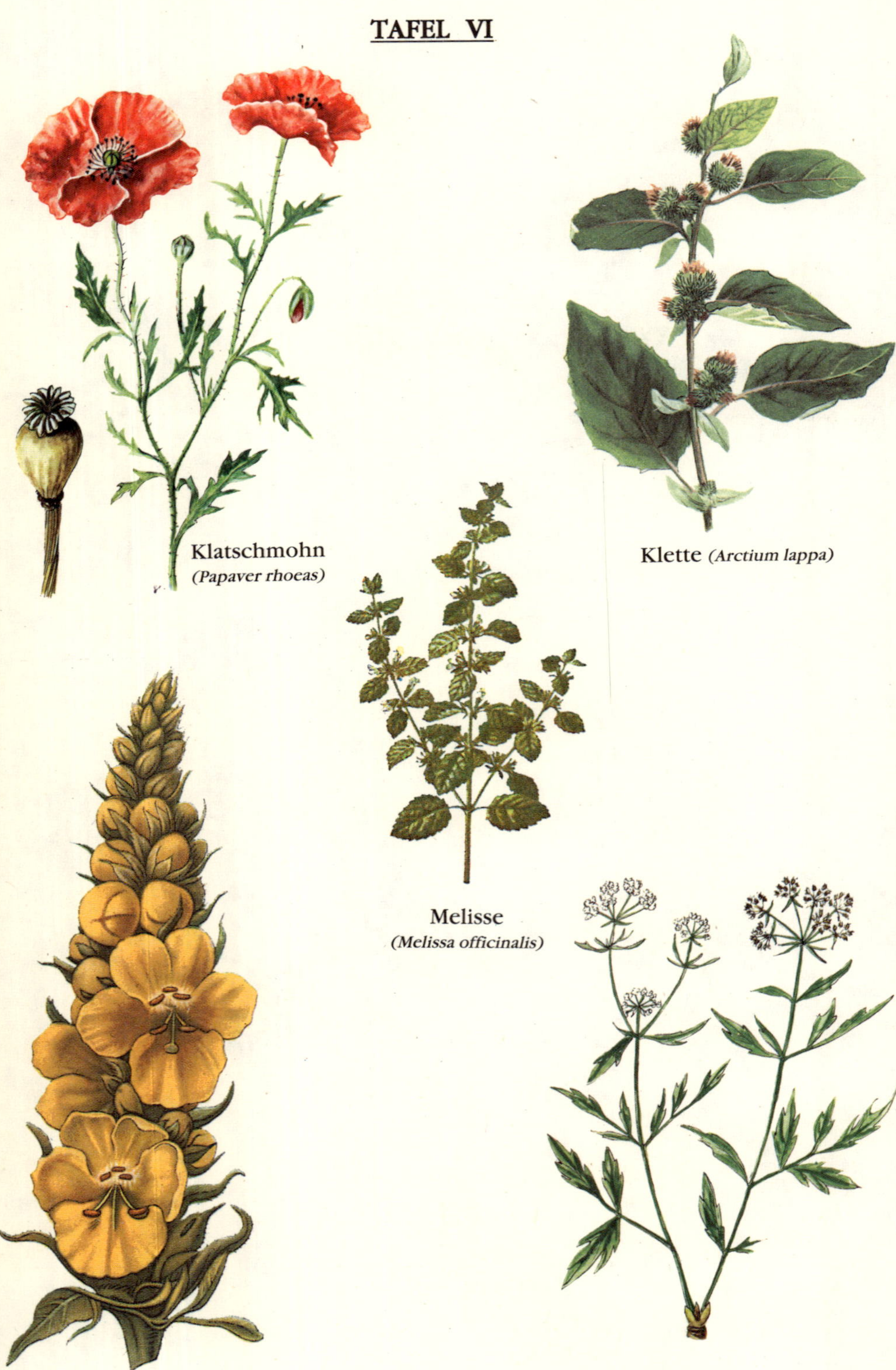

Klatschmohn
(Papaver rhoeas)

Klette *(Arctium lappa)*

Melisse
(Melissa officinalis)

Königskerze *(Verbascum phlomoides)*

Liebstöckel *(Levisticum officinale)*

TAFEL VII

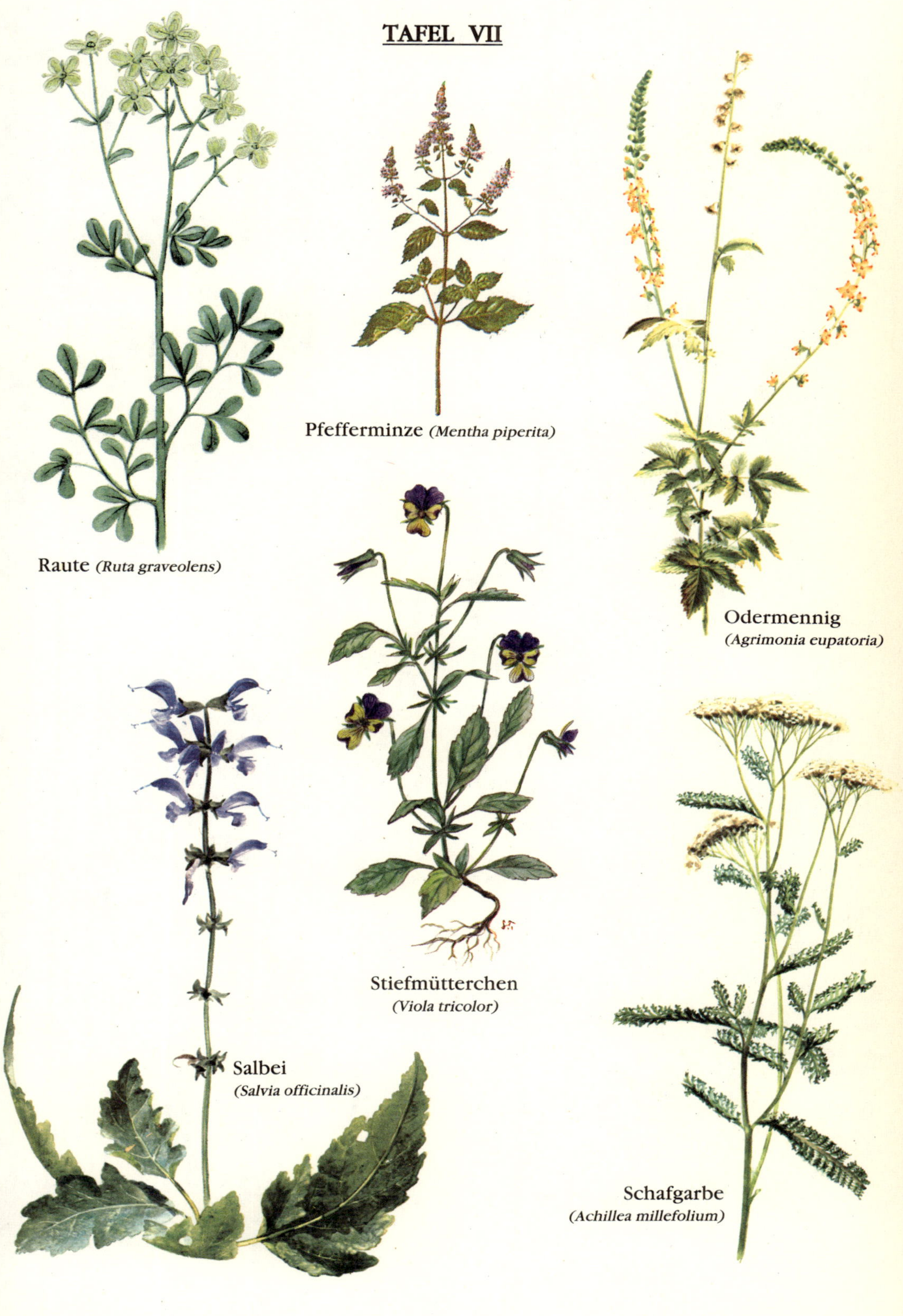

Raute *(Ruta graveolens)*

Pfefferminze *(Mentha piperita)*

Odermennig *(Agrimonia eupatoria)*

Stiefmütterchen *(Viola tricolor)*

Salbei *(Salvia officinalis)*

Schafgarbe *(Achillea millefolium)*

TAFEL VIII

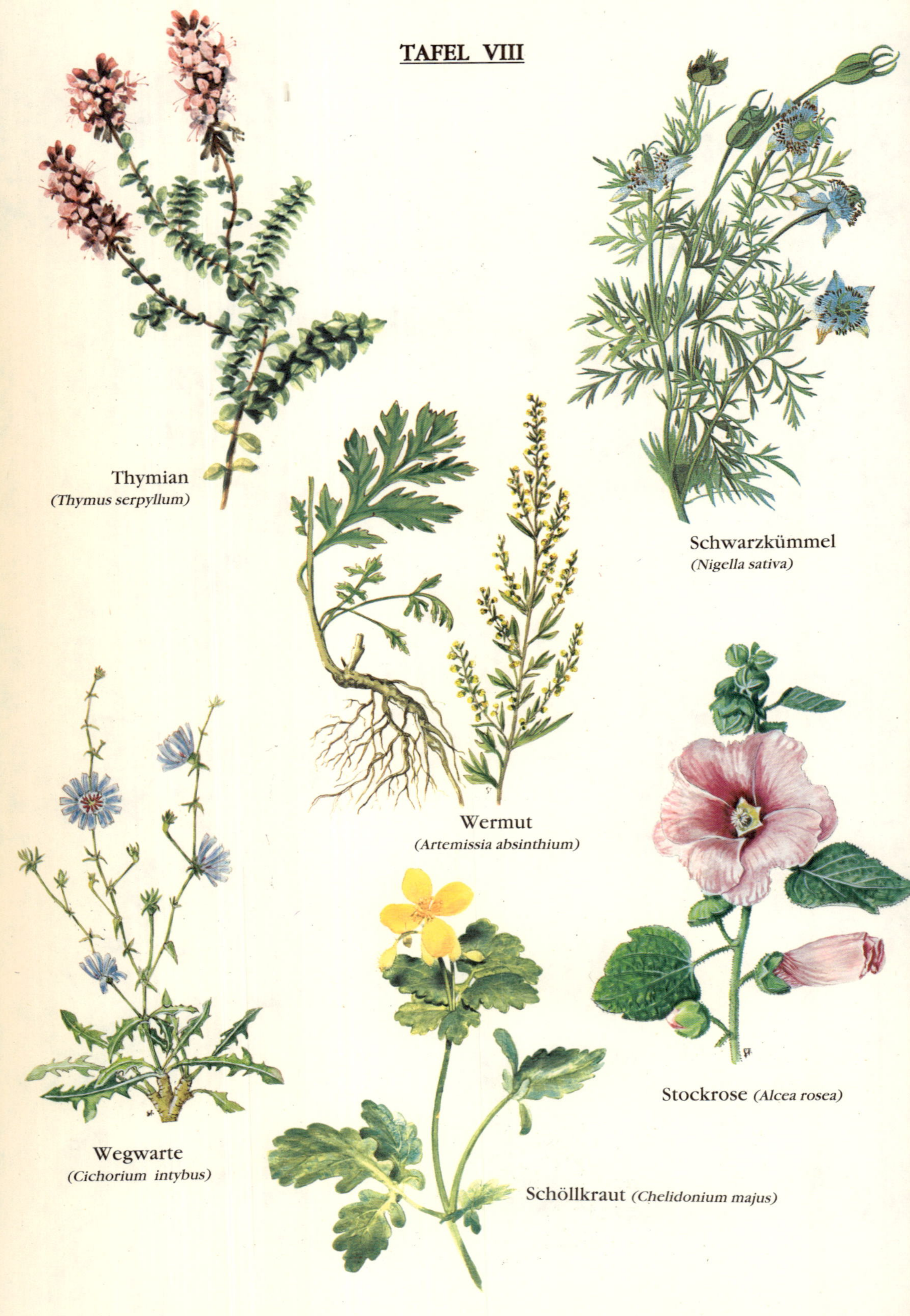

Thymian
(*Thymus serpyllum*)

Schwarzkümmel
(*Nigella sativa*)

Wermut
(*Artemissia absinthium*)

Wegwarte
(*Cichorium intybus*)

Stockrose (*Alcea rosea*)

Schöllkraut (*Chelidonium majus*)